Dorsaf Aloui
Meriam Bouchekoua
Sonia Trabelsi

Malária importada: avaliação de 2 testes de diagnóstico rápido

Dorsaf Aloui
Meriam Bouchekoua
Sonia Trabelsi

Malária importada: avaliação de 2 testes de diagnóstico rápido

Desempenho dos testes rápidos "ABON™ Plus Malaria®" e "iTest Malaria®" no diagnóstico da malária importada

ScienciaScripts

Imprint
Any brand names and product names mentioned in this book are subject to trademark, brand or patent protection and are trademarks or registered trademarks of their respective holders. The use of brand names, product names, common names, trade names, product descriptions etc. even without a particular marking in this work is in no way to be construed to mean that such names may be regarded as unrestricted in respect of trademark and brand protection legislation and could thus be used by anyone.

Cover image: www.ingimage.com

This book is a translation from the original published under ISBN 978-613-8-49361-7.

Publisher:
Sciencia Scripts
is a trademark of
Dodo Books Indian Ocean Ltd. and OmniScriptum S.R.L publishing group

120 High Road, East Finchley, London, N2 9ED, United Kingdom
Str. Armeneasca 28/1, office 1, Chisinau MD-2012, Republic of Moldova, Europe
Printed at: see last page
ISBN: 978-620-8-26664-6

ÍNDICE DE CONTEÚDOS

INTRODUÇÃO

A malária é uma doença parasitária causada por hematozoários do género Plasmodium (P.), transmitida aos seres humanos pela picada de um inseto vetor, a fêmea do Anopheles [1]. É a principal endemia parasitária do mundo, expondo quase metade da população mundial ao risco de contrair a doença [2].

De acordo com a Organização Mundial de Saúde (OMS), registar-se-ão 249 milhões de casos e 608 000 mortes até 2022, 80% dos quais em crianças com menos de 5 anos. Esta morbilidade e mortalidade são agravadas pelo aparecimento e propagação de estirpes resistentes aos quimioterápicos [2].

Na Tunísia, o paludismo era endemo-epidémico, com uma incidência média de cerca de 10.000 casos por ano [3]. Graças ao programa nacional de erradicação do paludismo e, em particular, às diferentes campanhas de luta contra o paludismo, nomeadamente as realizadas entre 1968 e 1972 com a ajuda da OMS, o nosso país viu cessar a transmissão ativa deste parasita desde 1979, ano em que ocorreu o último caso autóctone [3,4]. Desde então, apenas se registaram casos importados, cuja incidência está a aumentar devido à multiplicidade de intercâmbios turísticos, profissionais, comerciais e humanitários com zonas de paludismo, bem como ao aumento do número de estudantes provenientes de países endémicos [5,6].

Assim, o nosso país continua exposto ao risco de reintrodução da malária devido à persistência do anofelismo e à presença destes casos importados [4]. Isto exige uma vigilância acrescida contra a doença. Na Tunísia, país que se encontra em fase de prevenção desde 1996, as principais estratégias e políticas do programa atual de prevenção do reaparecimento do paludismo são a vigilância epidemiológica e entomológica, o tratamento rápido dos casos importados e a prevenção da transmissão, sendo uma das principais actividades o rastreio ativo e o tratamento dos estudantes não residentes permanentes na Tunísia (ENRPT)

[5]. O diagnóstico da malária é essencialmente parasitológico. De acordo com a OMS, o esfregaço de sangue (FS) e a gota de sangue espesso (GE) continuam a ser as técnicas de referência em termos de sensibilidade e especificidade, devendo ser utilizadas como primeira linha de defesa. No entanto, a fiabilidade destes testes requer equipamento de alta qualidade (microscópio) e pessoal qualificado e experiente. Por todas estas razões, foram desenvolvidos testes imunocromatográficos de diagnóstico rápido (RDT) para detetar antigénios parasitários no sangue. Atualmente utilizados em conjunto com a microscopia, têm a vantagem de serem rápidos e fáceis de utilizar, permitindo orientar o diagnóstico e acelerar o tratamento. O objetivo do nosso trabalho é avaliar o desempenho de dois testes de diagnóstico rápido ABON™ Plus Malaria® e iTest Malaria® em comparação com técnicas microscópicas de referência, no diagnóstico de malária importada em viajantes para áreas endémicas e no rastreio de estudantes residentes não permanentes na Tunísia (ENRPT).

MÉTODOS

I. Apresentação do estudo

Trata-se de um estudo retrospetivo descritivo de todos os casos de malária recolhidos no laboratório de Parasitologia-Micologia do Hospital Charles Nicolle de Tunes (HCN) durante um período de três anos lectivos: 2020-2021, 2021-2022 e 2022-2023.

II. Estudo de população

- **Critérios de inclusão :**

O estudo incluiu :

- Todos os casos de paludismo importado diagnosticados durante o período de estudo em indivíduos tunisinos e estrangeiros encaminhados para o laboratório de Parasitologia-Micologia do Hospital Charles Nicolle de Tunes por suspeita de paludismo (indivíduos sintomáticos).

- Estudantes não residentes permanentes na Tunísia (ENRPT) provenientes de países infectados pelo paludismo que foram diagnosticados no âmbito de um rastreio sistemático. Foram encaminhados para o Laboratório de Parasitologia-Micologia pelo Departamento de Medicina Escolar e Universitária no âmbito do programa nacional de vigilância desta população.

- **Critérios de não-inclusão :**

Indivíduos com suspeita de malária, mas nos quais o exame parasitológico não revelou Plasmodium sp.

III. Métodos

1. Recolha de dados

Para cada paciente ou aluno, foi elaborada uma ficha de informação pré-estabelecida. foi preenchida com dados epidemiológicos, clínicos e biológicos.

2. Diagnóstico parasitológico

O Plasmodium sp foi testado diretamente. Cada paciente recebeud':

- Uma gota grossa (GE),

- Um esfregaço de sangue (FS),

- Um ou dois testes de diagnóstico rápido (RDT), consoante a disponibilidade

2.1. Débito direto

As amostras de sangue foram colhidas por punção venosa, utilizando um tubo com EDTA (etileno diamina tetra acético). As amostras foram processadas rapidamente para evitar a alteração dos parasitas.

2.2. Gota grossa

Esta é uma técnica de concentração utilizada para examinar um grande volume de sangue numa área pequena. O GE é preparado colocando uma gota de sangue (2 a 5 μL) no centro da lâmina. Em seguida, espalha-se numa superfície de 1 cm^2 utilizando a ponta de outra lâmina e movimentos circulares de desfibrinação. A lâmina é então deixada a secar numa estufa a 37°. °C durante 5 minutos (emergência) ou em ar ambiente.

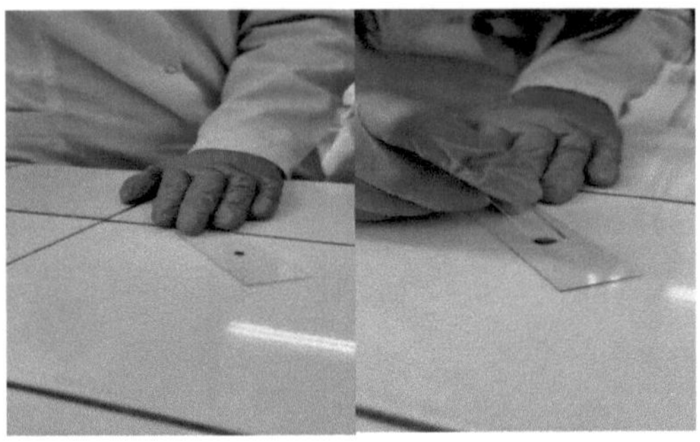

Figura 1: Fazer uma gota espessa

(Laboratório de Parasitologia do HCN)

Utilizou-se a coloração de Giemsa e a observação microscópica foi efectuada com uma ampliação de 1000x com óleo de imersão, explorando um mínimo de 100 campos. A solução de Giemsa cora o citoplasma dos plasmódios a azul e a cromatina a vermelho intenso. A EW tem a vantagem de ser uma técnica mais sensível, compensando os falsos negativos da FS. No entanto, não pode ser utilizada para diagnosticar a espécie de plasmódio e requer uma experiência considerável por parte do observador.

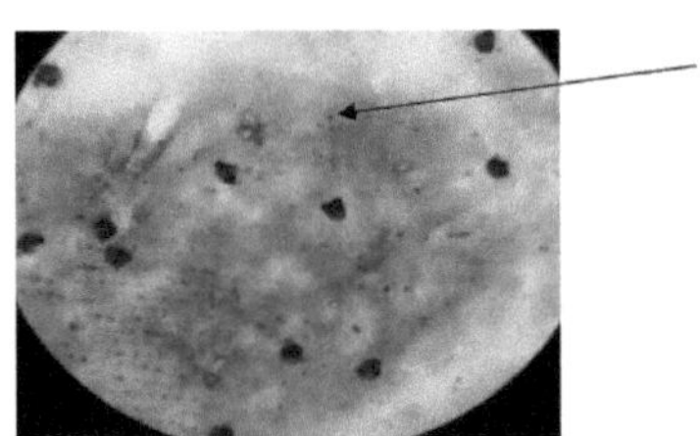

Figura 2: Trofozoítos de Plasmodium sp em GE (coloração de Giemsa/obj x 100/ laboratório de parasitologia HCN)

2.3. Esfregaço de sangue

Trata-se de espalhar uma quantidade de sangue total numa camada fina sobre uma lâmina de um objeto. Consiste em :

-Colocar uma gota de sangue de aproximadamente 2µl na extremidade de uma lâmina.

-Colocar uma segunda lâmina num ângulo de 45° em contacto com a gota de sangue, de modo a que esta se espalhe por ação capilar ao longo do bordo da lâmina.

-Deslizar a lâmina para a frente de forma rápida, suave e uniforme, mantendo o mesmo ângulo.

-Um esfregaço de boa qualidade deve terminar com uma área franjada clara.

-Secar rapidamente para evitar o encolhimento dos leucócitos e a deformação dos glóbulos vermelhos

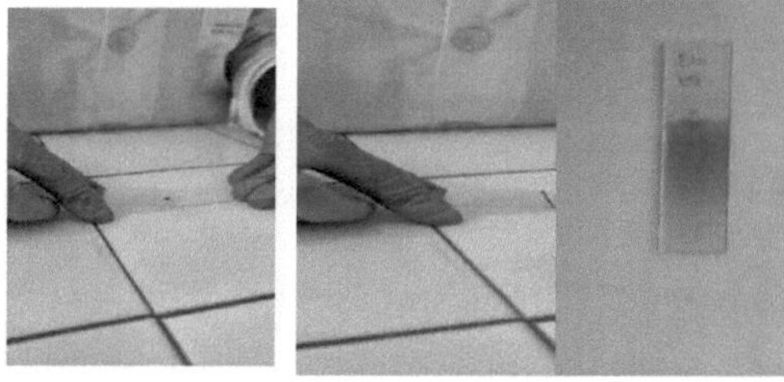

Figura 3: Preparação de um esfregaço de sangue (Laboratório de Parasitologia do HCN)

O esfregaço é então fixado e corado com May Grünwald-Giemsa. As leituras foram efectuadas com grande ampliação (x1000) durante 20 minutos, ou seja, um mínimo de 200 campos para concluir que não existem parasitas. O FS permite conservar os eritrócitos parasitados, facilitando o diagnóstico da espécie, a determinação do estádio de desenvolvimento e o cálculo da parasitémia.

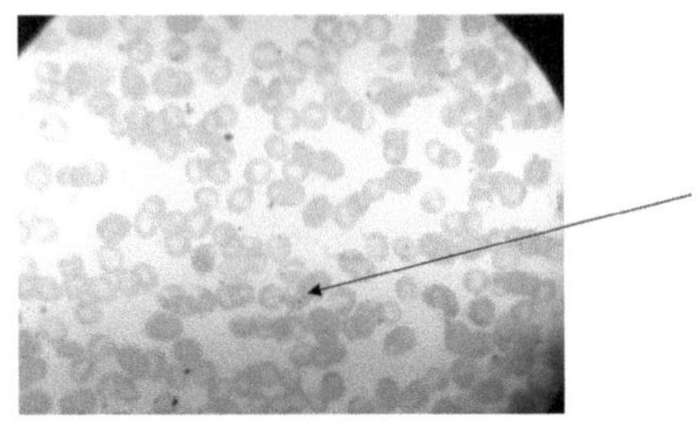

Figura 4: Trofozoítos de P. falciparum em FS (coloração MGG/ Obj x 100/ laboratório de parasitologia HCN)

- **Cálculo da parasitemia**

A parasitemia foi calculada como o número médio de hemácias parasitadas em 100 campos do FS.

Número de glóbulos vermelhos parasitados= Parasitemia (em %) X100 Número de glóbulos vermelhos no campo

2.4. Testes de diagnóstico rápido (RDT) :

Foram efectuados um, dois ou três testes de diagnóstico rápido (RDT) em cada amostra, dependendo da disponibilidade no nosso laboratório.

Os dois principais RDTs utilizados no laboratório durante o período de estudo foram o "ABON™ Plus Malaria test®, Biopharm" e o "ABON™ Plus Malaria test".

"iTest Malaria®, Bacterovir. Este último foi introduzido em 2021. Foram utilizados outros testes quando disponíveis, como o "ONSite Pf/Pan Malaria®".

2.4.1 ABON Plus Malária

a. Princípio

Trata-se de um teste imunológico baseado no princípio da imunocromatografia. Detecta os antigénios Histidine Richprotein específicos do Plasmodium falciparum (P.f HRP-2) e a aldolase, comum às 4 espécies plasmodiais (P.f, Plasmodium malariae (P.m), Plasmodium vivax (P.v) e Plasmodium ovale (P.o)) no sangue total de doentes com malária. A membrana é revestida com anticorpos anti-P.f HRP-2 e anti-aldolase. Durante o teste, a amostra de sangue total reage com o conjugado colorido, que foi pré-revestido na tira de teste. A mistura migra para o topo da membrana por ação capilar e reage com os anticorpos anti-HRP2 na membrana na linha de teste P.f e com os anticorpos anti-aldolase na membrana na linha Pan, levando à formação de uma ou duas bandas coloridas. A banda de controlo deve ser sempre colorida, caso contrário o resultado não é válido.

b. Procedimento

✓ Agitar o tubo de sangue antes de efetuar o teste

✓ Transferir 10 µl de sangue total para o poço 1 (W1) do dispositivo de teste e, em seguida, adicionar 3 gotas de tampão ao poço 2 (W2).

✓ Iniciar imediatamente o cronómetro.

✓ Após 5 minutos, adicionar 1 gota de tampão a W1

✓ O resultado deve ser lido após 15 minutos.

c. Interpretação

➢ Infeção por P. falciparum: aparece uma linha na região de controlo e uma linha na região P.f.

➢ Infeção por P. falciparum ou malária mista: aparece uma linha na região de controlo, uma linha na região Pan e uma linha na região P.f.

➢ Infeção com P.non-falciparum: aparece uma linha na região de controlo e uma linha na região Pan.

➢ Negativo: aparece uma única linha na região de controlo

➢ Inválido: a linha na zona de controlo não aparece.

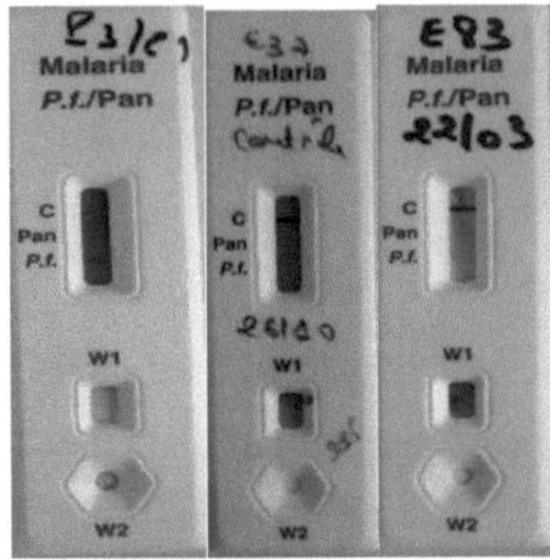

A b c

Figura 5: Resultados diferentes do teste ABON Plus Malaria
a. teste positivo: Infeção por P. falciparum

b. teste positivo: P. falciparum ou infeção mista por malária

c. teste negativo

2.4.2 iTeste®

a. Princípio

A casete i test® é um imunoensaio qualitativo com base em membrana para a deteção do antigénio HRP-2 específico do P. falciparum e do antigénio pan-malárico aldolase presente nas quatro espécies plasmodiais que circulam no sangue total. O teste utiliza um conjugado de ouro coloidal para detetar seletivamente os antigénios específicos. Durante o teste, e após a adição do tampão, a amostra de sangue migra ao longo da membrana e as partículas de ouro coloidal conjugadas com os anticorpos anti-HPR2 e anti-aldolase complexam com o antigénio correspondente. O complexo migra ao longo da membrana, onde é capturado nas bandas correspondentes onde os anticorpos monoclonais anti-HPR-2 e anti-aldolase estão revestidos, levando à formação de uma ou duas bandas coloridas. As partículas de ouro coloidal não complexadas migram ao longo da membrana e são imobilizadas na banda de controlo por um anticorpo ligado. Esta banda de controlo é utilizada para validar o teste.

b. Procedimento

✓ Colocar a mala numa superfície limpa e plana

✓ Agitar o tubo de sangue antes de efetuar o teste

✓ Retirar 5 µL de sangue total com uma pipeta

✓ Adicionar 3 gotas de tampão

✓ Iniciar o temporizador

✓ Ler os resultados aos 10 minutos

✓ Não interpretar os resultados após 20 minutos

c. Interpretações

➢ Positivo: duas ou três linhas de cores distintas

o Infeção por P. falciparum e infeção mista por malária: uma linha na região C, uma linha na região P.f e uma linha na região Pan.

o Infeção apenas com P. falciparum: uma linha no controlo C e uma linha no P.f.

o Infeção por outra espécie de P. non falciparum: uma linha no controlo C e uma linha no Pan.

➢ Negativo: aparece uma única linha no controlo C

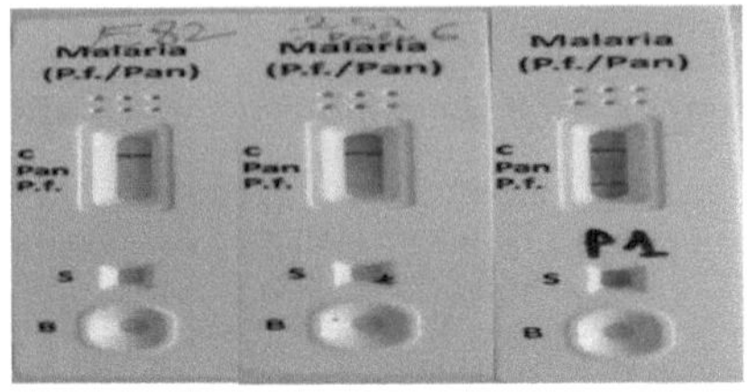

Não-válido : a linha de controlo não é a b c

Figura 6: Diferentes resultados do iTest®.

a. teste negativo

b. teste positivo: Infeção por P. falciparum

c. teste positivo: P. falciparum ou infeção mista por malária

IV. Notificação de casos positivos

Todos os doentes parasitados foram notificados através do preenchimento da ficha de notificação de doenças transmissíveis de declaração obrigatória no registo fornecido pelo serviço de cuidados básicos de saúde. Todos estes doentes parasitados foram depois encaminhados pelo Departamento de Medicina Escolar e Universitária para o Departamento de Doenças Infecciosas para tratamento e acompanhamento.

V. Estatísticas do estudo

Os dados foram introduzidos e processados utilizando o software SPSS 21.0. Para as técnicas de diagnóstico rápido, calculámos a sensibilidade, a especificidade, o valor preditivo positivo e o valor preditivo negativo. A concordância com a técnica de referência, que foi a gota espessa, foi avaliada através do cálculo do teste não paramétrico Kappa de Cohen (Tabela I) e da concordância observada.

Tabela I: Interpretação do índice de concordância Kappa

Índice KappaGrau de concordância	
<0	Muito mau
0.01-0,20	Mau
0,21-0,40	Medíocre
0,40-0,60	Moderado
0,60-0,80	Bom
0,80-1.00	Excelente

V. Pesquisa bibliográfica

A bibliografia do nosso trabalho foi estabelecida através da consulta das principais bases de dados (Medline e Embase), bem como do arquivo da Faculdade de Medicina de Tunes.

Motores de pesquisa científica utilizados :

-PubMed(https://www.ncbi.nlm.nih.gov/pubmed),

-Science direct (https://www.sciencedirect.com)

-Google Scholar(https://scholar.google.com),

As palavras-chave utilizadas foram: malária importada, Plasmodium, Tunísia, diagnóstico, teste de diagnóstico rápido

VI. Considerações éticas e conflitos de interesses :

O nosso estudo foi realizado para fins académicos sem fins lucrativos.

-Os dados foram recolhidos de forma anónima.

os doentes e a confidencialidade das suas informações.

-Não houve conflito de interesses.

RESULTADOS

O diagnóstico da malária baseou-se na presença de Plasmodium sp no GE e/ou FS. Durante o período de estudo, de um total de 271 pessoas examinadas no laboratório de Parasitologia-Micologia do HCN em Tunes, registámos 35 casos de paludismo importado, ou seja, 12,91%. Estes doentes foram divididos em dois grupos diferentes:

- Pacientes sintomáticos encaminhados com suspeita clínica de malária.
- ENRPT encaminhados pelo Departamento de Medicina Escolar e Universitária no âmbito do programa nacional de vigilância desta população. Todos se encontravam assintomáticos na altura da amostragem.

I. Descrição geral dos doentes com malária

1. Repartição por género

A maioria dos indivíduos infectados era do sexo masculino (62,9%), com um rácio de sexo de 1,69 (Figura 7).

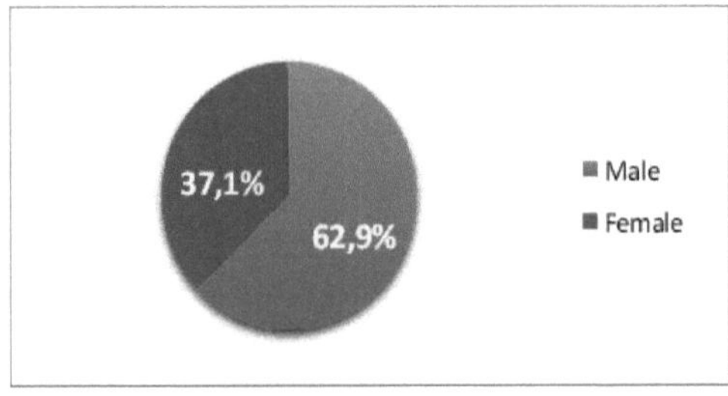

Figura 7: Repartição de casos de paludismo por género

2. Repartição por idade

A idade média dos doentes infectados foi de 26,7 ±8 anos, com extremos que variaram entre 19 e 49 anos. O grupo etário mais afetado situava-se entre os 20 e os 24 anos (Figura 8).

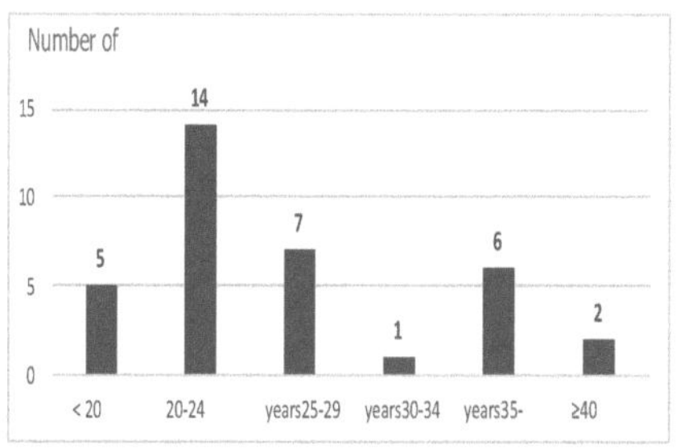

Figura 8: Distribuição de casos de paludismo por idade

3. Distribuição anual dos casos de paludismo

O número máximo de casos foi registado durante o ano letivo de 2021-2022 (n=21), ou seja, 60% de todos os casos (Figura 9).

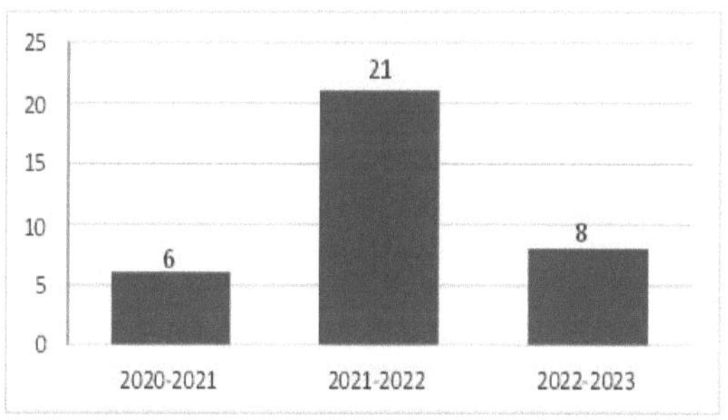

Figura 9: Distribuição anual de casos de paludismo

4. País presumido de contaminação

A África Subsariana foi a origem da maioria dos casos de contaminação (94,3% dos casos). Os países mais afectados foram a Costa do Marfim (20%) e o Chade (14,3%) (figura 10).

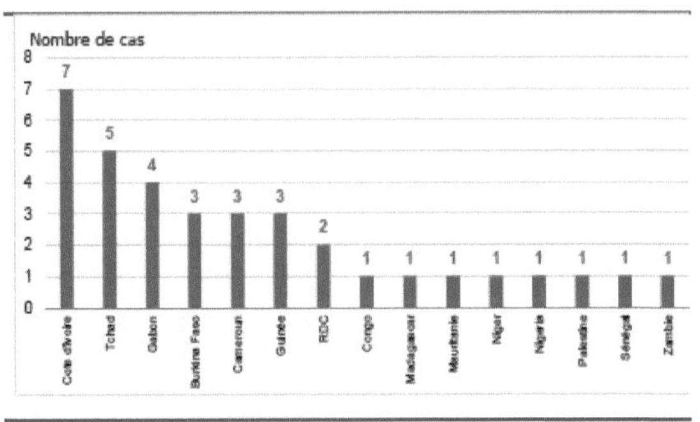

Figura 10: Repartição por país de infeção presumida

II. Dados epidemiológicos de acordo com as populações estudadas

1. Indivíduos sintomáticos

Vinte e cinco doentes foram encaminhados para o nosso laboratório com sintomas sugestivos de malária. A maioria (64%) veio de vários serviços hospitalares, enquanto os restantes (36%) foram encaminhados do sector privado (clínicas).

A malária foi diagnosticada em 12 destes doentes, 5 dos quais eram tunisinos.

1.1. Repartição por género e idade

Os doentes eram predominantemente do sexo masculino, com um rácio entre sexos de 2. A idade média era de 35 anos, com extremos que variavam entre 23 e 49 anos (Figura 11).

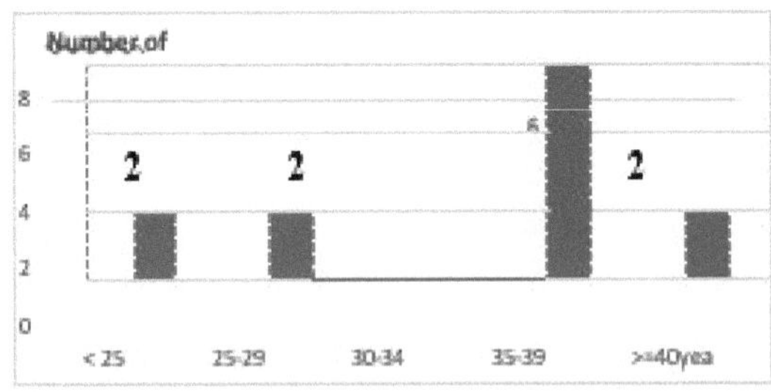

Figura 11: Distribuição etária dos doentes sintomáticos

1.2. Repartição por país presumível de contaminação

Todos os doentes sintomáticos eram originários (n=7) ou tinham permanecido na África Subsariana (n=5). O país de origem mais comum foi a Costa do Marfim (5 casos), seguido do Chade (3 casos) (Figura 12).

Doentes tunisinos (n=5):

- Três tinham passado algum tempo na Costa do Marfim
- Um doente viajou entre a Costa do Marfim e o Mali
- Um doente tinha passado algum tempo no Burkina Faso

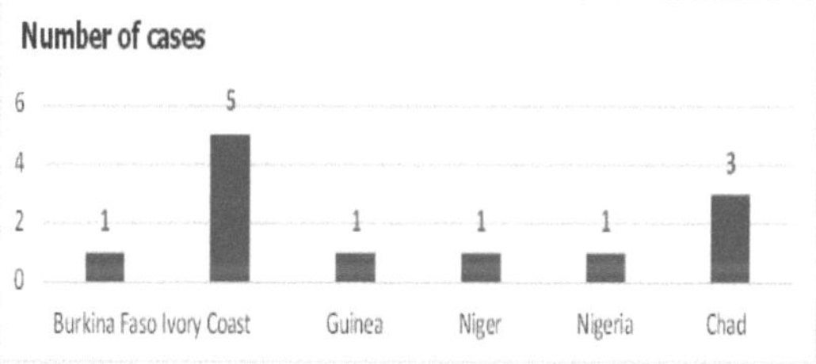

Figura 12: Repartição dos casos sintomáticos por país presumível de infeção

1.3. Quimioprofilaxia

Nenhum dos 5 pacientes tunisinos infectados recebeu quimioprofilaxia antimalárica durante a sua estadia no país malárico.

1.4. Antecedentes médicos de malária

Apenas três dos nossos doentes referiram pelo menos um episódio de malária na sua história, e dois deles eram tunisinos.

2. Indivíduos assintomáticos (ENRPT)

Durante o período de estudo, que correspondeu a três anos lectivos, 246 ENRPT foram rastreados no nosso laboratório. O transporte assintomático de

Plasmodium foi detectado em 23 pessoas, ou seja, 9,35% de todos os alunos. O número máximo de casos foi registado no ano letivo 2021-2022 (n=15) (Figura 13).

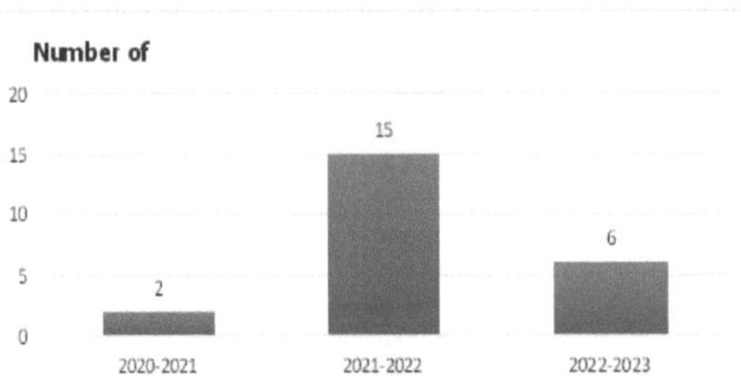

Figura 13: Distribuição anual de ENRPT infectados

2.1. Repartição por idade e género

Verificou-se uma ligeira predominância do sexo masculino entre os estudantes infectados (n=13), com um rácio de sexo de 1,3. A média de idade foi de 22,35±4 anos, com extremos que variaram de 19 a 33 anos (Figura 14).

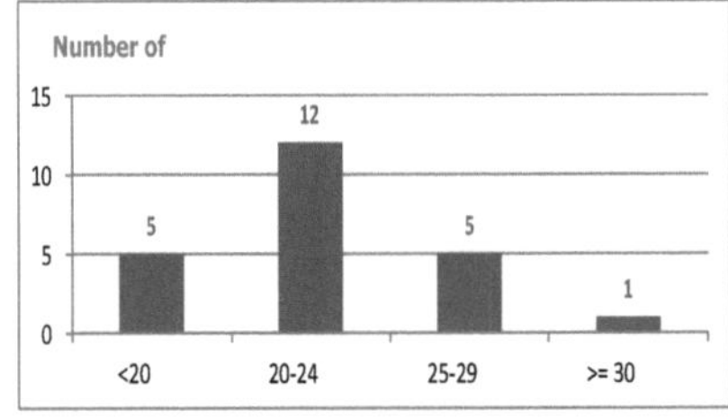

Figura 14: Distribuição etária dos ENRPT infectados

2.2. Repartição por origem geográfica

A África Subsariana foi a origem da maioria dos ENRPT parasitados (91,3%). (Quadro II)

Tabela II: Distribuição dos alunos parasitados por origem geográfica

Origem	Número
África Subsaariana	21
Magrebe	1
Médio Oriente	1
Total	23

O país da África Subsariana mais representado foi o Gabão (n=4), seguido dos Camarões (n=3) (Figura 15).

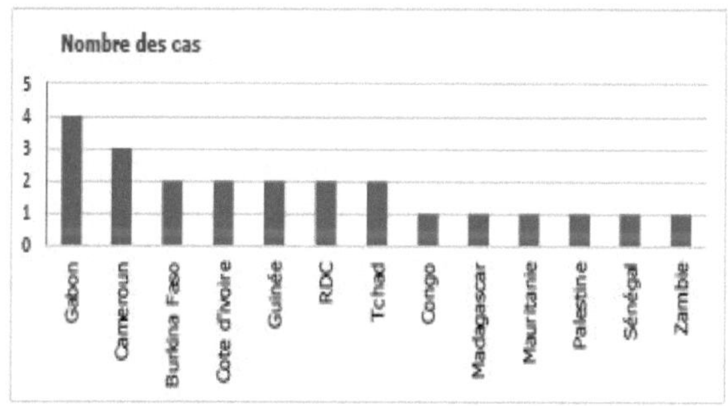

Figura 15: Repartição dos estudantes infectados por país de origem

2.3. Antecedentes médicos de malária

Dez dos 23 ENRPT infectados afirmaram ter contraído malária pelo menos uma vez na vida.

III. Resultados parasitológicos

1. Resultados de microscopia (GE e FS)

- O diagnóstico de malária baseou-se num GE positivo em 34 casos.
- O esfregaço sanguíneo foi positivo em apenas 21 doentes (11/12 sintomáticos e 10/23 ENRPT), o que dá uma sensibilidade de 61,8% em comparação com o GE.

- O último caso foi selecionado com base em dois RDT positivos, apesar de a microscopia não ter revelado qualquer Plasmodium: tratava-se de uma doente que apresentava febre quando regressava de uma zona de malária e que se tinha auto-medicado com Artemether-Lumefantrina antes da consulta.

- A espécie plasmodial foi identificada na FS (n=21). A espécie mais frequentemente identificada foi P. falciparum (20/21) (Figura 16).

Foi detectada uma infeção mista em 3 casos, ou seja, :

- Associação P. falciparum + P. vivax: 2 casos
- Associação P. falciparum + P. ovale: 1 caso

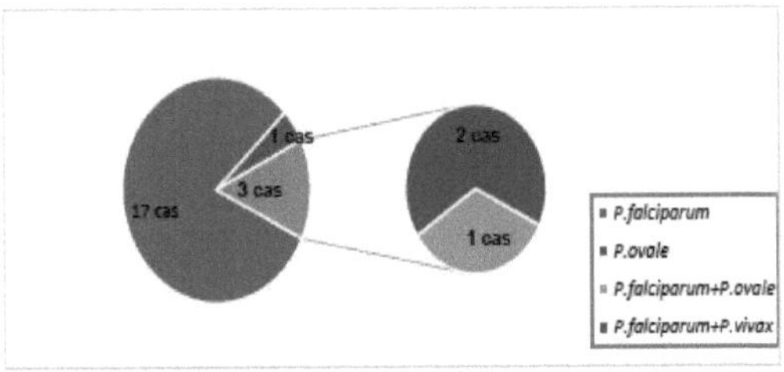

Figura 16: Repartição dos casos por espécie de plasmódio

- O estádio do parasita foi especificado em 21 casos. Os estádios observados foram :

- Trofozoítos em 21 casos
- Gametócitos em 4 doentes (2 casos de P. falciparum isolado, 1 caso de P. ovale + P. falciparum e 1 caso de P. vivax + P. falciparum)
- Esquizontes em apenas 1 doente (P.vivax)

- Em todos os casos assintomáticos (ENRPT), a parasitemia foi muito baixa (<0,1%). Nos doentes sintomáticos, variou entre 0,5% e 20%, com uma média de 4,7% e uma mediana de 3% (Quadros IX e X).

2. Resultados dos testes de diagnóstico rápido (RDT)

- Todos os indivíduos encaminhados para o nosso laboratório (n=271) receberam pelo menos um RDT para além da investigação microscópica (FS+GE):

➢ O teste "ABON™ Plus Malaria"® foi efectuado em quase todos estes indivíduos (n=269).

➢ O teste "iTest Malaria"® foi introduzido em 2021 e foi efectuado em 176 pessoas. Antes da sua introdução, foram utilizados outros testes em função da disponibilidade, como o ONSite Pf/Pan Malaria® .

-Dos 34 casos diagnosticados por microscopia, 67,6% (n=23) tinham pelo menos um RDT positivo e 26,5% (n=9) tinham 2 ou mais RDTs positivos.

2.1. Resultados do RDT em doentes sintomáticos

- Os RDT foram positivos em 10 dos 11 doentes diagnosticados por EW, o que corresponde a uma sensibilidade de 91% (Quadro III).

- Para além disso, apenas um indivíduo teve 2 RDT positivos, embora a microscopia não tenha revelado qualquer Plasmodium. Tratava-se de um doente que se apresentou com febre depois de regressar de uma zona de malária e que se tinha auto-medicado com Artemether-Lumefantrina antes da consulta.

Quadro III: Resultados dos RDT (todos os tipos combinados) em indivíduos sintomáticos

	GE (+)	GE (-)	Total
TDR (+)	10	1	11
TDR (-)	1	13	14
Total	11	14	25

Utilizando a GE como técnica de referência, o coeficiente kappa mostrou uma excelente concordância de 0,83 em indivíduos sintomáticos, com uma concordância observada de 92%.

2.1.1. Teste "ABON™ Plus Malária® "

Este teste foi efectuado em 23 de todos os indivíduos sintomáticos encaminhados para o laboratório, revelando 3 bandas (C, Pan e P.f) em 4 casos e 2 bandas (C e P.f) em 7 casos (quadro IV).

Tabela IV: Resultados do teste ABON Plus® em indivíduos sintomáticos

	GE (+)	GE (-)	Total
ABON (+)	10	1	11
ABON (-)	0	12	12
Total	10	13	23

A sensibilidade, a especificidade, o valor preditivo positivo (VPP) e o valor preditivo negativo (VPN) deste teste em comparação com a GE utilizada como técnica de referência foram de 100%, 92%, 90% e 100%, respetivamente. A concordância observada foi de 95,6% e o coeficiente K foi de 0,91, mostrando uma excelente concordância entre o ABON Plus e a GE em doentes sintomáticos.

2.1.2. iTest Malaria test ®

Este teste foi introduzido no nosso laboratório durante o ano letivo de 2021-2022 e foi realizado apenas em 10 dos indivíduos sintomáticos. O resultado foi positivo em 3, revelando 3 bandas num doente e 2 bandas em outros 2 (Tabela V). O coeficiente de Cohen mostrou uma excelente concordância entre o teste iTest® e o GE (K=1).

Tabela V: Resultados do teste iTest® em indivíduos sintomáticos

	GE (+)	GE (-)	Total
iTest (+)	3	0	3
iTest(-)	0	7	7
Total	3	7	10

2.2.Resultados dos RDT em indivíduos assintomáticos (ENRPT)

Um total de 246 ENRPT tinha pelo menos um RDT. Dos 23 ENRPT infectados e diagnosticados por microscopia (GE+), 13 tinham RDT positivos (Quadro VI).

Quadro VI: Resultados dos RDTs (todos os tipos combinados) nos ENRPTs

	GE (+)	GE (-)	Total
TDR (+)	13	0	13
TDR (-)	10	223	233
Total	23	223	246

Utilizando a GE como técnica de referência, a sensibilidade, a especificidade, o valor preditivo positivo (VPP) e o valor preditivo negativo (VPN) foram de 56,5%, 100%, 100% e 95,7%, respetivamente. O coeficiente K foi de 0,7 e a concordância observada foi de 96% em indivíduos assintomáticos.

2.2.1. Teste "ABON™ Plus Malaria® "

Este teste foi efectuado em todos os 246 ENRPT examinados. O resultado foi positivo em 11 indivíduos, revelando 3 bandas em 7 casos e 2 bandas em 4 casos (quadro VII).

Quadro VII: Resultados do teste "ABON™ Plus Malaria®" em ENRPTs

	GE (+)	GE (-)	Total
ABON (+)	11	0	11
ABON (-)	12	223	235
Total	23	223	246

A sua sensibilidade em relação ao GE em indivíduos assintomáticos foi de 48% e a sua especificidade foi de 100%. O VPP e o VPN foram de 100% e 95%, respetivamente. A concordância observada foi de 95,1% e o coeficiente de Cohen foi de 0,62.

2.2.2. iTest Malaria test ®

Desde a sua introdução, 166 ENRPT beneficiaram deste teste. Destes, 21 casos foram diagnosticados como tendo parasitas por microscopia (GE+), embora o teste tenha sido positivo em apenas 5 deles, mostrando 2 bandas em 3 casos e 3 bandas em 2 casos (quadro VIII).

Tabela VIII: Resultados do teste "iTest Malaria®" em ENRPTs

	GE (+)	GE (-)	Total
iTest (+)	5	0	5
iTeste (-)	16	145	161
Total	21	145	166

A sensibilidade, a especificidade, o VPP e o VPN deste teste em comparação com a técnica de referência (GE) foram de 23,8%, 100%, 100% e 90%, respetivamente. O coeficiente kappa foi de apenas 0,35 e a concordância observada foi de 90,3%.

Tabela IX: Resumo dos dados parasitológicos dos casos sintomáticos

Doente	GE	FS	Espécies de Plasmodium	Fase parasitária	Parasitemia	ABON®Plus	iTest®	Outros TDR
1	+	+	P. oval	Trofozoítos	1%	NF	NF	No local -
2	+	+	P.f + P.o	Trofozoítos (P.f+P.o) Gametócitos (P.f+P.o)	20%	+ (3 bandas)	NF	NF
3	+	+	P.f + P. v	Trofozoítos (P. f+P.v)	3%	+ (3 bandas)	NF	No local +
4	+	+	P.f+ P.v	Trofozoítos (P.f+P.v) Gametócitos(P.f +P.v)Schizontes (P.v)	2%	+ (3 bandas)	NF	No local +
5	+	+	P. f	Trofzoitos Gametócitos	4%	+ (2 tiras)	NF	No local +
6	+	+	P. f	Trofozóitos	3%	+ (2 tiras)	NF	No local +
7	-	-	-	-	-	+ (2 tiras)	NF	No local +
8	+	+	P. f	Trofozóitos	3%	+ (2 tiras)	NF	NF
9	+	+	P. f	Trofozóitos	1%	+ (2 tiras)	+ (2b)	No local +
10	+	+	P. f	Trofozóitos	0,5%	+ (2 tiras)	NF	NF
11	+	+	P. f	Trofozóitos	2%	+ (3 bandas)	+ (3b)	NF
12	+	+	P.f	Trofozóitos	12%	+ (2 tiras)	+ (2b)	NF

NF: não efectuado , P.f: Plasmodium falciparum,P.o: Plasmodium ovale,P.v: Plasmodium vivax

Quadro X: Resumo dos dados parasitológicos dos ENRPT

GE		FS	ABON® plus	I TEST®
Doente 1	+	Gametócitos+trofozoítos de P. f Parasitemia< 1%	+ (3 bandas)	NF
Doente 2	+	Trofozoítos de P. f (Parasitemia <0,1%)	+ (3 bandas)	NF
Doente 3	+	-	-	-
Doente 4	+	-	-	-
Doente 5	+	-	-	-
Doente 6	+	Trofozoítos de P.f (Parasitemia <0,1%)	+ (3 bandas)	-
Doente 7	+	+	+ Banda P. f	-
Doente 8	+	-	-	-
Doente 9	+	-	-	-
Doente 10	+	-	+ (Banda fraca)	-
Doente 11	+	Trofozoítos de P.f (Parasitemia <0,1%)	+ (3 bandas)	-
Doente 12	+	Trofozoítos de P. f (parasitemia<0,1%)	+ Banda P. f	-
Doente 13	+	-	-	-
Doente 14	+	Trofozoítos de P. f (parasitemia<0,1%)	+	-
Doente 15	+	Trofozoítos de P. f (parasitemia<0,1%)	+ Banda P. f	+ Banda P. f
Doente 16	+	-	-	+ (3 bandas)
Doente 17	+	-	-	+ Banda P.f
Doente 18	+	-	-	-
Doente 19	+	Trofozoítos de P. f (parasitemia<0,1%)	+ Banda P.f	+ Banda P.f
Doente 21	+	-	-	-
Doente 22	+	Trofozoítos de P. f (parasitemia<0,1%)	-	-
Doente 23	+	Trofozoítos de P. f (parasitemia<0,1%)	+ Banda P.f	+ Banda P.f

DISCUSSÃO

Tendo em conta o aparecimento de paludismo importado na Tunísia, é necessária uma vigilância entomológica e epidemiológica permanente para contrariar o risco de reintrodução da parasitose, que não pára de aumentar com a intensificação do comércio internacional com os países infectados pelo paludismo, nomeadamente na África subsariana. Para melhor definir a parasitose, é essencial aperfeiçoar certas técnicas utilizadas no diagnóstico biológico do paludismo. É neste contexto que o nosso estudo foi realizado, com o objetivo de avaliar o desempenho de dois testes de diagnóstico rápido, ABON™ Plus Malaria® e iTest Malaria® , em comparação com as técnicas microscópicas de referência (GE e FS), no diagnóstico da malária importada em viajantes para áreas endémicas e no rastreio de estudantes que não são residentes permanentes na Tunísia (ENRPT).

I. Principais resultados

Durante os três anos lectivos do nosso estudo (2020-2023), recebemos 271 consultores que foram submetidos a testes de parasitose. A malária foi diagnosticada em 35 casos. Estes casos positivos foram divididos em 23 indivíduos assintomáticos diagnosticados durante o rastreio sistemático do ENRPT no momento da sua inscrição nas várias instituições tunisinas e 12 indivíduos sintomáticos encaminhados para o nosso laboratório por suspeita clínica de malária, 5 dos quais eram cidadãos tunisinos.

A maioria dos nossos casos era natural ou tinha vivido na África subsariana (94,3%). Verificámos uma predominância do sexo masculino entre os indivíduos infestados (63%), com um rácio entre os sexos igual a 1,69. A idade média foi de 26,7 anos [19-49], com uma predominância de casos no grupo etário dos 35-39 anos entre os indivíduos sintomáticos e no grupo etário dos 20-24 anos entre os indivíduos assintomáticos. Todos os indivíduos foram submetidos a um EWG, um FS e pelo menos um RDT. 35 indivíduos foram diagnosticados como tendo malária. A microscopia (um EWG positivo) conduziu a um diagnóstico positivo em 34 casos (97,14% dos casos), enquanto que no último caso, o diagnóstico foi efectuado com base em dois testes positivos, embora a microscopia fosse negativa, num doente que se tinha auto-medicado com medicamentos antimaláricos antes da consulta. A FS foi positiva em apenas 21 doentes, ou seja, uma sensibilidade de 61,8% em relação à GE considerada como técnica de referência. O P. falciparum foi a espécie plasmodial mais frequentemente identificada (95,23%). A parasitemia variou entre as duas populações estudadas. Foi muito baixa nos estudantes assintomáticos diagnosticados por rastreio (<0,1%) e variou entre 0,5% e 20% nos doentes sintomáticos. Relativamente aos RDT, concentrámo-nos nos dois testes que estavam em uso no nosso laboratório durante o período do estudo. O teste ABON™ Plus foi realizado em quase todos os indivíduos testados (n=269). O iTest® , introduzido em 2021, foi realizado em apenas 176 indivíduos. Dos casos diagnosticados por microscopia (GE+), 76,6% (n=23) tinham pelo menos 1 RDT positivo e 9 tinham 2 RDTs positivos. Ambos os testes mostraram uma excelente concordância com o GE em indivíduos sintomáticos com um coeficiente K igual a 0,91 para o teste ABON™ Plus e 1 para o iTest® .Em estudantes assintomáticos, a sensibilidade, especificidade, valor preditivo positivo e valor preditivo negativo do teste ABON™ Plus foram 48%, 100%, 100% e 95%, respetivamente, e os do iTest® foram 23,8%, 100%, 100% e 90% e a sua concordância com o GE foi boa (k=0,62) para o primeiro teste e fraca (k=0,35) para o segundo.

II. Dados epidemiológicos

A malária é a doença parasitária mais disseminada no mundo. Continua a estar entre as dez principais causas de morte nos países de baixo rendimento. Em 2019, metade da população mundial estava em risco de contrair a doença. De acordo com o último relatório sobre a malária no mundo em 2023, estima-se que haverá mais 5 milhões de casos de malária em 2022 do que em 2021 (249 milhões em comparação com 244 milhões). Só a região africana da OMS foi responsável por 94% destes casos (233 milhões de casos). Este aumento pode ser explicado pela interrupção dos serviços de controlo do paludismo durante a pandemia de COVID-19 [2]. Registou-se igualmente um aumento do número de mortes: estima-se que mais 55 000 pessoas morreram de malária em 2020 do que em 2019 (631 000 em comparação com 576 000). No entanto, o número estimado de mortes diminuiu para 608 000 em 2022[2]. Na Tunísia, o programa nacional de erradicação da malária foi implementado em 1966. Compreendia 4 fases: uma fase de ataque (1967-1972), uma fase de consolidação (1973-1977), uma fase de manutenção (1978-1995) e uma fase de prevenção da reintrodução da malária desde 1996 [5]. Esta fase levou à eliminação do paludismo em 1979, data do último caso autóctone, fazendo do nosso país o segundo país do Magrebe a eliminar o paludismo depois da Líbia [5,7]. Desde então, estabeleceu-se uma outra forma da doença: o paludismo importado, cuja incidência anual está a aumentar, embora seja subestimada devido à subnotificação, à automedicação e aos casos que escapam à deteção (viajantes clandestinos, etc.). A incidência anual de casos aumentou de menos de dez casos em 1980 para mais de 60 casos por ano após 2010 [5,8] (Figura 17).

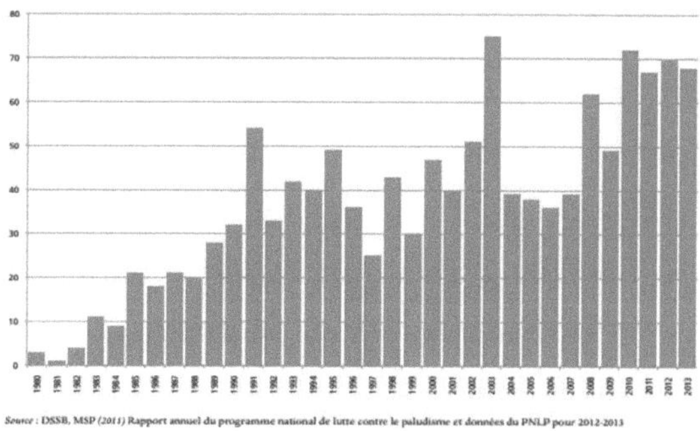

Figura 17: Número de casos importados registados anualmente entre 1980 e 2013 [8].

Este aumento é explicado pela intensificação dos intercâmbios económicos, comerciais e profissionais com a África subsariana, especialmente com a recente introdução de voos diretos entre a Tunísia e certas capitais africanas, e pelo número crescente de estudantes africanos que vêm para a Tunísia para prosseguir os seus estudos superiores. Estes estudantes, uma vez infectados com Plasmodium sp, constituem um reservatório potencial do parasita e, devido à persistência do anofelismo, representam um risco de transmissão renovada desta parasitose. Este facto motivou o aumento da vigilância contra a doença e a manutenção da fase de prevenção introduzida em 1996, cujos principais pilares são o tratamento precoce dos novos casos, a notificação obrigatória e a vigilância entomológica permanente, bem como o rastreio ativo sistemático dos ENRPT. Esta última medida foi introduzida sistematicamente em 1984 e é supervisionada em cada universidade pelas secções do Departamento de Medicina Escolar e Universitária do Ministério da Saúde Pública. Todos os anos, todos os estudantes estrangeiros são encaminhados para um rastreio antes de deixarem o país. Devem ser encaminhados para o laboratório de saúde local ou para o hospital universitário (CHU) para efetuar análises ao sangue para detetar a malária [9]. O nosso estudo identificou 35 casos de malária entre 271 amostras colhidas de doentes sintomáticos (12/25 casos positivos) e de doentes ENRPT (23/246 casos positivos) durante o rastreio, o que dá uma prevalência global de 13% (9,35% entre os doentes ENRPT e 48% entre os doentes sintomáticos). No estudo tunisino efectuado no Serviço de Parasitologia-Micologia do Hospital La Rabta durante um período de 17 anos (1990-2006), envolvendo 3476 ENRPT que tinham sido rastreados para a malária, 128 eram positivos (ou seja, 3,68%) [9]. Num outro estudo realizado pela mesma equipa em 2011, 3% dos ENRPT eram portadores do parasita (3 casos/100 indivíduos testados) [10]. Um estudo mais exaustivo efectuado durante um período de 22 anos (1991-2012) identificou 171 ENRPT com parasitas [11].

Um trabalho retrospetivo realizado no laboratório de parasitologia do Instituto

Pasteur de Tunes (IPT) entre janeiro de 2008 e setembro de 2016 identificou 85 casos de paludismo importado, dos quais 14 eram casos assintomáticos detectados durante um controlo sistemático dos ENRPT [12]. E numa tese realizada no mesmo laboratório durante um período de 25 meses (2010-2012), Foudhaili et al observaram uma taxa de positividade global de 12% (60/500 casos positivos), com taxas de positividade de 22,9% em indivíduos sintomáticos com sinais clínicos sugestivos de malária e 5 ,2% durante o rastreio de ENRPT assintomáticos (16 casos positivos em 308 indivíduos testados) [13]. Num estudo anterior de Aoun et al (199-2006), apenas 42 casos (1,7%) foram registados em 2 478 indivíduos assintomáticos (ENRPT, trabalhadores imigrantes de países infectados com paludismo e tunisinos que regressavam de zonas endémicas) amostrados como parte do programa nacional de controlo do paludismo com vista ao rastreio sistemático do transporte de parasitas da malária [14]. Uma comparação dos resultados destes diferentes estudos mostra um aumento ao longo dos anos na frequência de resultados positivos para a malária importada, sendo o mais elevado no nosso estudo (13%). A variação anual do número de casos mostrou um número mais elevado em 2021-2022, correspondendo a mais de 3 vezes o número registado em 2020-2021, e depois uma diminuição em 2022-2023, embora permanecendo mais elevado do que em 2020-2021. Esta diferença significativa pode ser explicada pela pandemia de COVID-19. Pensa-se que os números muito baixos em 2020-2021 se devem às restrições à circulação e ao encerramento das fronteiras em resultado da pandemia, impedindo assim os ENRPT de regressarem aos seus países de origem durante as férias. Em contrapartida, o valor muito elevado do ano letivo seguinte poderia ser explicado, em parte, pela retoma das viagens aéreas e pela abertura das fronteiras, mas também pelo impacto da pandemia de COVID-19 na incidência da malária na região africana. De acordo com o relatório da OMS de 2021, as zonas africanas com transmissão moderada a elevada da malária sofreram perturbações nos serviços de prevenção, diagnóstico e tratamento da malária durante a pandemia. Como resultado, entre 2019 e 2020, o número total de casos de malária aumentou de 213 milhões para 228 milhões; a incidência da doença aumentou de 222,9 para 232,8 casos por 1.000 habitantes em risco de malária, e o número total de mortes devido à malária aumentou de 534.000 para 602.000, com a taxa de mortalidade a aumentar de 56 para 61,5 mortes por 100.000 habitantes em risco de malária [15]. O estudo dos dados demográficos dos nossos doentes revelou um predomínio do sexo masculino (63% dos casos). Este predomínio, que foi ainda mais acentuado nos doentes sintomáticos (relação de sexos =2), foi relatado em todos os estudos sobre o paludismo importado na Tunísia e no mundo [6,16-19]. Os homens foram mais afectados pelo paludismo do que as mulheres, o que se deve provavelmente ao facto de os homens terem tendência a viajar para o estrangeiro para estudar e estarem também mais expostos a picadas de mosquitos nos seus países de origem em ligação com as suas actividades [20]. Para os doentes sintomáticos, o grupo etário mais afetado foi o dos 35-39 anos, enquanto que para os estudantes assintomáticos foi o dos 20-24 anos. Estes resultados são semelhantes a estudos tunisinos anteriores que relatam uma predominância de casos diagnosticados em adultos jovens [8, 11, 12, 16]. No que diz respeito ao país de infeção presumido e à origem geográfica dos doentes, 85,7% dos casos eram estrangeiros e 14,3% eram tunisinos (n=5). Estes últimos representavam 41,6% (5/12) dos doentes sintomáticos. A África Subsariana foi a principal região envolvida (94,3% dos casos), o que é consistente com os dados nacionais [8]. O país mais frequente foi a Costa do Marfim (20% dos casos), seguida do Chade (14,3%). Na Tunísia, como em todo o mundo, vários estudos identificaram a África Ocidental como a principal fonte de infeção. De acordo com o estudo realizado pela equipa Rabta, 76,64% dos casos eram provenientes desta região, sendo a Costa do Marfim o principal país de infeção (16,52% dos casos), seguida do Mali (14,9%) [11]. Os resultados do Institut Pasteur de Tunis (IPT) também destacaram a predominância dos países da África Ocidental, com 29% dos casos provenientes da Costa do Marfim [12].

Esta distribuição está correlacionada com as conclusões do relatório da OMS, que referiu que, em 2020, apenas seis países da África Subsariana representavam 55% dos casos a nível mundial [15].

Procurámos provas de quimioprofilaxia nos indivíduos tunisinos. Dos 5 pacientes com parasitas, nenhum tinha recebido quimioprofilaxia. Esta relutância em tomar medicação profiláctica foi observada em vários estudos tunisinos [11,17,21,22]. Pensa-se que este incumprimento da quimioprofilaxia se deve, em primeiro lugar, à falta de informação e de sensibilização dos viajantes para a gravidade da parasitose e para a importância da profilaxia contra as formas graves, mas também à fraca adesão ao tratamento devido à fraca tolerância e aos efeitos adversos dos medicamentos utilizados. A informação deve ser compreensível e personalizada para todos os viajantes para regiões endémicas. As recomendações devem ser claras e precisas sobre os riscos de infeção e sobre as medidas preventivas, incluindo a profilaxia medicamentosa e a proteção pessoal contra as picadas de mosquito, que é frequentemente negligenciada pelos viajantes [13].

III. Dados parasitológicos

A malária é uma emergência diagnóstica e terapêutica, dado o risco imprevisível de progressão rápida para a forma grave. O diagnóstico é essencialmente parasitológico direto. De acordo com as recomendações da OMS, a confirmação parasitológica deve ser obtida num prazo inferior a duas horas, para não atrasar o tratamento. O exame microscópico da gota de sangue espesso e o esfregaço de sangue continuam a ser o padrão de ouro em termos de sensibilidade e especificidade e devem ser utilizados como primeira linha de defesa. Podem ser utilizados para confirmar a doença, identificar as espécies de plasmódio envolvidas e avaliar a parasitemia, que tem influência tanto no prognóstico como no tratamento. No entanto, a fiabilidade destes testes requer equipamento (microscópio), reagentes de qualidade (corantes), uma fonte de eletricidade e, sobretudo, pessoal qualificado para os realizar [23]. Todos estes factores levaram ao desenvolvimento de RDTs (testes imunocromatográficos) para a deteção de antigénios parasitários. Atualmente, são utilizados em associação com a microscopia. A vantagem destes testes é que são rápidos e fáceis de utilizar, permitindo orientar ou mesmo confirmar o diagnóstico e acelerar o tratamento quando o acesso ao exame microscópico é impossível, especialmente em áreas endémicas [8].

1. Resultados da microscopia

- Gota grossa

A EW é uma técnica de enriquecimento baseada na microconcentração do parasita. Os parasitas são libertados após a lise dos glóbulos vermelhos. Oferece uma sensibilidade muito boa, mesmo quando a parasitemia é baixa, com um limiar de deteção de 10 parasitas por microlitro (aproximadamente 0,0002 a 0,0004%) [23,24,25].

Uma das limitações desta excelente técnica, para além da necessidade de o biólogo ter experiência na sua leitura, é o facto de depender também da qualidade do microscópio, da coloração e da técnica de preparação. Para além disso, ao contrário da FS, a identificação das espécies plasmodiais e o cálculo da parasitemia são difíceis com a EW. No nosso estudo, 34/35 casos foram diagnosticados como positivos por EW e este método foi considerado como o método de referência no qual se baseou o desempenho dos outros métodos de diagnóstico parasitológico (FS e RDT).

- Esfregaço de sangue

A FS tem a vantagem de preservar as caraterísticas morfológicas do Plasmodium e dos eritrócitos parasitados (ausência de hemólise), permitindo assim a determinação da espécie e do estádio de desenvolvimento do parasita, bem como o cálculo da parasitémia, que tem valor prognóstico e é útil na monitorização pós-terapêutica [24]. No entanto, este teste é menos sensível que o EW, com um limiar de deteção de 100 a 200 parasitas por microlitro, o que limita o seu desempenho para níveis baixos de parasitemia, razão pela qual deve ser sempre combinado com o EW [26-28].

Dos 34 casos diagnosticados por uma GE positiva, a FS foi positiva em apenas 21 doentes, dando uma sensibilidade global de 61,8% em comparação com a GE. Esta sensibilidade variou entre as duas populações estudadas. De facto, apenas 10 dos 23 indivíduos assintomáticos tiveram um FS positivo (43,47%), o que pode ser explicado pela parasitemia muito baixa (<0,1%) nestes indivíduos, uma vez que se tratava de pacientes imunes (pré-armados) nos quais a parasitemia é muito inferior ao limiar de deteção do FS, que é da ordem de 100 a 200 parasitas por microlitro (aproximadamente 0,002 a 0,004%) [25]. Esta limitação do FS foi descrita em várias publicações, que sugerem que a sua sensibilidade teórica é 20 a 30 vezes inferior à da gota espessa [29]. Além disso, o FS foi positivo em todos os nossos pacientes sintomáticos com um GE positivo (11/11) e cujo cálculo da parasitemia revelou uma carga parasitária que variou de 0,5% a 20% com uma mediana de 3%. Dois doentes tunisinos (novos indivíduos não imunes) apresentavam uma parasitemia >4% (12% e 20%), o que corresponde a um dos indicadores de gravidade da OMS e tem um mau valor prognóstico.As limitações do diagnóstico microscópico da SF podem também estar relacionadas com a variação da densidade parasitária consoante o tipo de amostra recolhida. Num estudo que comparou as densidades parasitárias do sangue capilar e venoso em portadores assintomáticos, a taxa de deteção de parasitas foi significativamente mais elevada no sangue capilar do que no sangue venoso [25]. Isto poderia apoiar a hipótese de sequestro ou migração profunda dos parasitas na fase de esquizonte em casos de infeção por P.falciparum, a espécie mais difundida no mundo e a única isolada dos nossos 10 PRNTs positivos para FS. Relativamente às espécies envolvidas, a identificação foi feita pela FS em 21 indivíduos. O Plasmodium falciparum foi a espécie predominante em 95,23% dos casos. Registámos ainda uma única infeção por P. ovale e 3 infecções mistas, 2 das quais associando P. falciparum e P. vivax. Os nossos resultados estão em conformidade com os dados nacionais publicados no guia nacional para a gestão da malária na Tunísia, que refere que o P. falciparum é responsável por 86,8% dos casos, enquanto as infecções por P. vivax e P. ovale representam 10,2% dos casos [8]. Embora as proporções das espécies variem de acordo com a origem dos casos importados, a predominância de P. falciparum é frequentemente observada em diferentes países e regiões do mundo. Mace et al relatam que 69,8% dos casos importados de malária nos Estados Unidos são devidos ao P. falciparum, seguido pelo P. vivax (9,5%) [30]. No que diz respeito aos estádios evolutivos do Plasmodium sp, foram observados trofozoítos em 21 doentes, esquizontes de P. vivax num único doente e gametócitos em 5 doentes (2 casos de P. falciparum isolado, 1 caso de P. ovale + P. falciparum e 1 caso de P. vivax + P. falciparum). A determinação do estádio do parasita é importante tendo em conta as suas implicações terapêuticas (combinação de tratamento gametocitocida). De acordo com Aoun et al, a coexistência de indivíduos parasitados, a persistência do anofelismo e a possibilidade de introdução de novas espécies de vectores em resultado das alterações climáticas representam um risco real de infeção destes últimos por gametócitos plasmodiais e, por conseguinte, do início da transmissão autóctone e da reintrodução da doença [14]. Mais uma vez, este facto sublinha a importância da despistagem deste parasita.

2. Resultados do RDT

Os RDT foram desenvolvidos no início dos anos 90, numa tentativa de colmatar as lacunas do sistema de saúde em termos de diagnóstico da malária, especialmente em certos países endémicos onde o acesso a técnicas de diagnóstico laboratorial microscópico constitui um verdadeiro desafio. Em 2012, a OMS lançou a sua estratégia T3 (Testar, Tratar, Rastrear), que incentivava a utilização de RDT para orientar o diagnóstico antes do início do tratamento. O objetivo era melhorar a proporção de casos de malária diagnosticados, reforçar o sistema de vigilância e evitar a prescrição excessiva de medicamentos antimaláricos [31,32].

No entanto, estes RDT devem ser considerados como uma ajuda ao diagnóstico. Nenhum destes testes pode medir a parasitémia. Não devem substituir as técnicas microscópicas convencionais. São testes imunocromatográficos capazes de detetar várias proteínas plasmodiais numa média de 10-20 minutos.

Normalmente, podem ser testadas até 3 proteínas diferentes numa única tira. O teste é efectuado numa amostra de sangue total capilar ou venoso. O sangue total depositado no RDT é lisado através da adição de um tampão de lise, cuja composição é específica para o teste. Muitos fabricantes produzem RDT para o paludismo: embora os anticorpos monoclonais sejam da mesma origem, o fabrico dos testes (concentração, conjugado, qualidade da nitrocelulose) é único para cada um deles. O seu método de produção e composição variam de acordo com o(s) antigénio(s) detectado(s): as apresentações dos testes também variam em termos de dispositivo (cassete, tira, cartão de reação), antigénios detectados (1 a 3) e sistema de revelação (marcação do conjugado) [23].
Os RDT atualmente disponíveis detectam 3 tipos de antigénio específicos do Plasmodium sp [33] :

➢ Proteína 2 rica em histidina (HRP2): um antigénio específico do P. falciparum. Pode persistir no organismo até 3ème semanas após a recuperação.
➢ Plasmodium lactate dehydrogenase (pLDH): antigénio pan-específico para as 5 espécies plasmodiais (P. falciparum, P. vivax, P. ovale, P. malariae, P. knowlesi) ou específico para P. falciparum, ou específico para P. malariae. P. vivax. Desaparece rapidamente após o tratamento

➢ Aldolase: desaparece rapidamente após o tratamento.
Existem vários tipos de RDT, dependendo do número de antigénios específicos

de Plasmodium sp que detectam. Um teste detecta um único tipo de antigénio, ou dois ou três antigénios diferentes. Estes últimos são conhecidos como testes combinados. Os RDT utilizados no Hospital Charles Nicolle, durante o período do estudo, foram o ABON™ PLUS+ e o iTEST®. Estes testes são combinados, detectando tanto os anticorpos monoclonais anti-HRP-2 como os anticorpos anti-aldolase. Todos os indivíduos foram submetidos a pelo menos um RDT (dependendo da disponibilidade do kit).Dos 34 casos diagnosticados por EW, 67,6% tinham um RDT positivo e 26,5% tinham dois ou mais RDTs positivos. Em doentes sintomáticos, quando os resultados dos RDT (todos os tipos combinados) foram comparados com o EW, a sua sensibilidade foi de 91%, enquanto que em indivíduos assintomáticos diagnosticados durante o rastreio, foi de 56,5%. Esta diferença de sensibilidade entre os dois grupos pode ser explicada pelo pior desempenho destes testes em casos de baixa parasitemia, dado que o limiar de deteção destes testes é superior a 100 parasitas/µL. Isto explica o seu bom desempenho nos nossos doentes sintomáticos com parasitemia elevada e a sua fraca sensibilidade nos doentes ENRPT (assintomáticos) com uma carga parasitária muito inferior a 0,1%. A falta de sensibilidade destes testes é aceitável para o diagnóstico do paludismo em zonas endémicas onde os ataques de paludismo são geralmente acompanhados por elevadas densidades de parasitas. No entanto, limita a sua utilidade para estudos epidemiológicos em populações assintomáticas e em populações onde as densidades parasitárias são baixas [31], como é o caso da população ENRPT, que frequentemente apresenta níveis baixos de parasitas. Para além da carga parasitária, a sensibilidade dos RDT depende do antigénio procurado, da qualidade de fabrico, da espécie plasmodial, dos parasitas que vivem no sangue, do cumprimento do procedimento operacional e da interpretação do examinador [33]. O limiar de deteção da proteína HRP2 (específica do P. falciparum) é de cerca de 100 parasitas/µl. Quanto à deteção da aldolase (antigénio pan-específico das 4 espécies plasmodiais), a sua sensibilidade é inferior à da HRP2 para as infecções por P. falciparum e permanece moderada para as outras espécies, entre 40 e 60% [34]. No caso do P. vivax, os testes que detectam a aldolase parecem ter um desempenho inferior aos que detectam a pLDH. Para as infecções por P. ovale e P. malariae, a deteção da pan-aldolase tem um desempenho fraco, semelhante ao obtido com a deteção da pLDH parasitária [35]. Infelizmente, foram fabricados e colocados no mercado poucos KITS que detectam esta proteína, com um número limitado de estudos sobre o seu desempenho. A evolução da deteção desta proteína durante o tratamento não foi estudada.

Antigènes détectés	Espèces plasmodiales détectées	Sensibilité
HRP2	*P. falciparum*	++++
Pf. pLDH	*P. falciparum*	+++
Pv. pLDH	*P. vivax*	+++
Pv. aldolase	*P. vivax*	++
Pan pLDH	*Plasmodium sp.*	-*
Pan aldolase	*Plasmodium sp.*	-*
* données pour la détection de *P. ovale* et de *P. malariae*.		

Figura 18: Sensibilidade relativa dos testes de diagnóstico rápido de acordo com a natureza do antigénio detectado [35].

No nosso estudo, registaram-se 10 casos falsos-negativos (em ENRPT com P. falciparum em FS com RDT negativo). Como mencionado acima, este facto pode ser explicado essencialmente pela baixa parasitemia nesta população, mas também pode ser devido a uma deleção do gene que codifica a HRP-2, ou a uma diminuição ou variação na sua expressão [36]. Esta hipótese foi objeto de vários estudos que revelaram uma diversidade genética nas sequências HPR-2 do P. falciparum [37]. Assim, o P. falciparum que não expressa a proteína 2 rica em histidina (HRP2) pode escapar à deteção por RDTs baseados na deteção de HRP2. Além disso, a proteína 3 rica em histidina (HRP3), uma proteína homóloga da HRP2, pode apresentar reação cruzada com anticorpos monoclonais utilizados para a deteção de HRP2 em densidades de parasitas. Os parasitas P. falciparum que não expressam nem a HRP2 nem a HRP3 são completamente indetectáveis pelos RDT baseados na HRP2. De acordo com os dados fornecidos pelos fabricantes, foram vendidos cerca de 415,5 milhões destes RDT em 2022. A OMS recomenda que os países onde foram registadas deleções de PfHRP2/3, bem como os países vizinhos, realizem inquéritos de base representativos entre os casos suspeitos de malária para determinar se a prevalência de deleções de PfHRP2/3 que causam resultados falsos negativos de RDT excede o limiar que exige uma mudança de RDT[2].

A produção de antigénios também varia entre as fases evolutivas do parasita; a HRP2 predomina nas fases assexuada e de gametócitos jovens [37], enquanto os outros antigénios são produzidos pelas diferentes fases sexuais e assexuadas do parasita. Esta poderia ser outra explicação para os falsos negativos no nosso estudo. O não cumprimento das condições de utilização ou a interpretação incorrecta dos testes por parte do operador podem também conduzir a resultados falsos negativos ou positivos. Registámos também um caso em que o diagnóstico foi feito retrospetivamente com base em dois RDT positivos, apesar da negatividade da microscopia. Este caso envolveu uma doente que se tinha auto-medicado com Artemether-Lumefantrina para sintomas sugestivos de malária quando regressou de uma zona de malária, antes de procurar aconselhamento médico. De facto, de acordo com Brenier, os RDT HRP-2 podem ser úteis para estabelecer um diagnóstico a posteriori de uma síndrome rotulada como malária e tratada antes da confirmação biológica, devido à persistência deste antigénio no sangue durante semanas após a recuperação [38]. Pela mesma razão, estes RDT são considerados de pouco ou nenhum valor no seguimento pós-tratamento [39].

2.1. Teste "ABON™ Plus Malária® "

Durante o período de estudo, este teste foi utilizado num total de 269 indivíduos, divididos em 23 pacientes sintomáticos com suspeita de malária e 246 pacientes assintomáticos ENRPT testados como parte do rastreio sistemático. Para os indivíduos sintomáticos, este teste demonstrou uma boa fiabilidade com uma excelente concordância com a gota espessa (técnica de referência) na deteção de infecções por malária com uma sensibilidade de 100%, uma especificidade de 92% e valores preditivos positivos e negativos de 90% e 100%, respetivamente. Os nossos resultados são comparáveis aos valores reivindicados pelo fabricante, ou seja, uma sensibilidade entre 94,5% e 100% para P. falciparum e entre 98,1% e 100% para as outras espécies (os limiares de deteção não eram precisos) e uma especificidade entre 97,3% e 99,8% [40]. Os nossos resultados foram próximos dos de outros estudos, como o de Djoba Siawaya et al., que mostraram uma sensibilidade de 91% e valores preditivos positivos e negativos de 99% e 98% [41]. Assim, de acordo com o nosso estudo, o desempenho deste teste neste grupo de indivíduos sintomáticos estava em conformidade com as recomendações da OMS, que exigem uma sensibilidade mínima de 95% para parasitemia ≥100 parasitas/µL [27]. Este facto justifica a utilidade e a eficácia deste teste nos serviços de urgência para orientar o tratamento dos casos suspeitos de malária, sobretudo quando o acesso a um laboratório especializado é difícil. Além disso, um estudo sobre o desempenho deste teste na população de estudantes assintomáticos (quadro de rastreio) mostrou uma sensibilidade inferior (48%) com uma especificidade, VPP e VAL de 100%, 100% e 95%, respetivamente, e um coeficiente de concordância K=0,62. Isto torna o teste útil quando positivo, mas pouco fiável (risco de falsos negativos) na deteção de infecções com baixa parasitemia.

2.2. iTest Malaria test ®

Este teste foi introduzido durante 2021-2022 e foi realizado em 176 indivíduos, 10 dos quais eram suspeitos de malária e 166 dos quais eram estudantes assintomáticos. De acordo com o fabricante, este teste tem uma sensibilidade para P. falciparum entre 96,5% e 100% para um limiar de deteção de 200 parasitas/µL e uma sensibilidade para P.vivax entre 90,3% e 100% para um limiar de deteção de 1500 parasitas/µL. A especificidade deste teste é de 99,4% a 100% (Ficha Técnica). No nosso estudo, em indivíduos sintomáticos, este teste teve uma sensibilidade de 100% com uma excelente concordância com o GE (K=1), em conformidade com o teste anterior. No entanto, o mesmo não se verificou nos indivíduos assintomáticos, nos quais o iTest® apresentou uma sensibilidade muito baixa de 23,8%, uma especificidade de 100%, um VPP de 100% e um VPN de 90%. A concordância com o GE foi fraca (coeficiente K = 0,35). Tal como o ABON Plus®, o iTest® cumpre os requisitos da OMS para parasitemia ≥100 p/µL e parece ser uma ferramenta fiável em indivíduos sintomáticos, mas o seu desempenho é muito inferior no rastreio de indivíduos assintomáticos com baixa parasitemia.Infelizmente, os nossos resultados não puderam ser comparados com outros estudos. Uma comparação dos 2 RDTs revela uma diferença de sensibilidade na população ENRPT, apesar de se basearem no mesmo princípio e detectarem os mesmos antigénios. Isto mostra claramente que a fonte de antigénio utilizada para induzir anticorpos TDR (proteína nativa purificada, proteínas recombinantes ou péptidos) pode fazer diferenças significativas nas caraterísticas de desempenho do teste. Mesmo os anticorpos monoclonais dirigidos contra o mesmo antigénio, se visarem epítopos diferentes desse antigénio, podem ter sensibilidades e especificidades muito diferentes [36].

Limitações do estudo :

- No decurso da realização deste trabalho, fomos confrontados com algumas limitações, tais como :

✓ A falta de informações sobre as viagens e os meios de proteção antipalúdica, que nem sempre estavam disponíveis ou eram pormenorizados. De facto, como em qualquer estudo retrospetivo, os dados em falta são difíceis de recuperar. Do mesmo modo, não havia informações disponíveis sobre o seguimento dos doentes diagnosticados com paludismo, nomeadamente o seguimento pós-tratamento, uma vez que estes doentes são reencaminhados para outros hospitais para tratamento posterior.

✓ A segunda limitação foi o facto de os kits de diagnóstico rápido estudados e utilizados no nosso laboratório durante o período de estudo se basearem no mesmo princípio e procurarem os mesmos antigénios, o que dificultou a comparação e o estudo preciso do seu desempenho.

✓ A dificuldade de avaliar o kit iTest® reside na falta de informação e de experiência com este teste, que acaba de ser lançado no mercado em França.

Perspectivas:

- O nosso estudo mostrou que um número significativo de casos de malária importada foi registado entre nacionais de países endémicos fora da população estudantil, o que levanta a questão de alargar o círculo do rastreio sistemático a pessoas da África Subsariana.

-É também de salientar que a quimioprofilaxia foi negligenciada nos indivíduos tunisinos, que representaram quase metade dos nossos casos sintomáticos. Por esta razão, parece que devem ser feitos esforços adicionais para aumentar a consciencialização e promover consultas antes da viagem.

- No que diz respeito ao diagnóstico, embora os testes de diagnóstico rápido tenham demonstrado a sua fiabilidade no diagnóstico de indivíduos sintomáticos, mostraram as suas limitações no contexto do rastreio de indivíduos assintomáticos. Do mesmo modo, a microscopia (GE e FS), considerada o "padrão de ouro" no diagnóstico da malária, também demonstrou as suas limitações devido à dificuldade de leitura quando a parasitémia é muito baixa. Assim, a alternativa com melhor desempenho e mais eficaz é a PCR, que seria a mais adequada para efeitos de rastreio. Trata-se de uma técnica altamente sensível, com um limiar de deteção de 0,3 p/ml. Pode também ser utilizada para diagnosticar espécies. A sua utilidade foi bem estudada e pormenorizada na publicação de Savary et al, que se centrou nos viajantes que recebem quimioprofilaxia e têm baixos níveis de parasitemia. Quando efectuada em condições adequadas, a PCR demonstrou ter um excelente valor preditivo negativo e uma especificidade de 100% [42].

No entanto, o seu custo elevado, a necessidade de equipamento especializado e o seu tempo de execução relativamente longo constituem obstáculos à sua utilização de rotina e à sua disponibilidade em todos os laboratórios (não disponível no nosso laboratório).

CONCLUSÕES

O paludismo é um formidável flagelo mundial pelo qual o continente africano continua a pagar o preço mais elevado. O aumento do número de casos de malária importada registados na Tunísia, país certificado como livre de malária, exige uma vigilância rigorosa e o reforço das medidas preventivas para minimizar o risco de reintrodução da doença no nosso país. Para tal, é necessário introduzir uma estratégia de diagnóstico e de tratamento rápido e eficaz dos indivíduos expostos (sintomáticos), bem como um rastreio sistemático das pessoas provenientes de zonas endémicas da malária. O objetivo do nosso trabalho foi avaliar o desempenho de dois testes de diagnóstico rápido ABON™ Plus Malaria® e iTest Malaria® em comparação com técnicas microscópicas de referência, no diagnóstico de malária importada em viajantes para áreas endémicas e no rastreio de estudantes residentes não permanentes na Tunísia (ENRPT). Realizámos um estudo descritivo e retrospetivo de 35 casos diagnosticados no laboratório de Parasitologia-Micologia do Hospital Charles Nicolle em Tunes durante um período de três anos académicos: 2020-2021/ 2021-2022 e 2022-2023. Estes pacientes foram divididos em dois grupos diferentes: indivíduos sintomáticos encaminhados por suspeita clínica de malária e ENRPT encaminhados pela Direção de Medicina Escolar e Universitária como parte do programa nacional de vigilância para esta população. A África Subsariana foi a origem da maioria dos nossos doentes (94,3%). Eram do sexo masculino em 63% dos casos e a sua idade média era de 26,7 anos, com extremos que variavam entre os 19 e os 49 anos. O diagnóstico parasitológico baseou-se em EW, FS e pelo menos um RDT em todos os indivíduos (ENRPT e pacientes). Para estudar o desempenho das técnicas de diagnóstico, a EW foi considerada a técnica de referência devido à sua sensibilidade muito elevada. A FS permitiu identificar as espécies plasmodiais em 21 casos. O P. falciparum foi a espécie mais frequentemente identificada, presente em 20/21 casos, com 3 casos de infeção mista associando outras espécies plasmodiais: 2 associando o P. vivax e 1 associando o P. ovale. A parasitémia, calculada com base na FS, variou entre 0,5 e 20% nos doentes sintomáticos, sendo muito baixa nos indivíduos assintomáticos (ENRPT) (<0,1%). No que respeita aos testes de diagnóstico rápido, foram utilizados diferentes kits nos nossos doentes (consoante a disponibilidade). Apresentaram uma sensibilidade combinada de 91% em indivíduos sintomáticos e de 56,5% em indivíduos assintomáticos. A baixa sensibilidade descrita neste último grupo é explicada pela baixa parasitémia desta população. Por conseguinte, pode concluir-se que os RDT são um auxiliar de diagnóstico útil para o tratamento rápido de indivíduos sintomáticos com suspeita de paludismo, mas o seu desempenho é limitado em casos de baixa parasitemia, quer durante o rastreio quer em doentes que receberam quimioprofilaxia. Por conseguinte, não substituem as técnicas microscópicas convencionais. A PCR seria uma alternativa mais eficaz, mais adequada ao rastreio e às situações em que o diagnóstico microscópico é difícil. No final deste estudo, o número de casos de paludismo importado, que representam um reservatório potencial do parasita, continua a ser significativo. É, pois, importante continuar a rastrear as populações de risco e sublinhar aos viajantes a importância das consultas pré-viagem e do cumprimento das medidas profilácticas.

REFERÊNCIAS

1.Argy N, Houzé S. Epidemiologia e ciclo parasitário de um flagelo mundial, a malária. Notícias Farmacêuticas. Mar 2018;57(574):18-20.

2.Organização Mundial de Saúde. Relatório mundial sobre o paludismo 2023. Disponível em URL: https: //www.who.int/teams/global-malaria-programme/reports/world- malaria-report-2023.

3.Chadli A, Kennou MF, Kooli J. Malária na Tunísia: história e situação atual. Bull Soc PatholExot Filiales. 1985;78(5 Pt 2):844-51.

4.Chahed MK, Bouratbine A, Krida G, Ben Hamida A. Recetividade da população tunisina ao paludismo após a sua erradicação: análise da situação para adequação da vigilância. Bull Soc PatholExot. 2001 Aug;94(3):271-6.

5.Organização Mundial de Saúde. Eliminar a malária e prevenir a sua recorrência na Tunísia: uma história de sucesso exemplar. 1ª edição. Genebra: Organização Mundial de Saúde. 2015; 6.

6.Bouratbine A, Chahed K, Aoun K, Krida G, Ayari S, Ben Ismail R. Imported malaria in Tunisia. Bulletin de la Société de pathologie exotique. Jan 1998; 91(3): 203-7.

7.Ba O, Ouldabdallahi M, Koïta M, Sy O, Dahdi SA. Epidemiologia da malária e perspectivas de eliminação nos países do Magrebe. Tunis Med. 2018 Oct-Nov;96(10-11):590-598.

8.Bouzouaya N. Guide National De Prise en Charge Du Paludisme En Tunisie. 2ième edition. Túnis: Organização Mundial da Saúde; 2016.

9.Sghaier L, Yaakoub A, Anene S et al. Parasitose sanguínea e urinária em estudantes residentes não permanentes na Tunísia. RevTunInfectiol2008;2:32-6.

10. Tese de doutoramento em medicina. Aicha kallel. Diagnóstico da malária: estudo comparativo de três técnicas: gota espessa e esfregaço de sangue, teste de diagnóstico rápido e nested PCR. Faculdade de Medicina de Túnis. defendida

em 19/11/201.
11. Dridi K, Fakhfakh N, Belhadj S, Kaouech E, Kallel K, Chaker E. Malária na Tunísia: A propos of 432 cases diagnosed at the Chu La Rabta of Tunis (1991-2012). Revue tunisienne de biologie clinique. 2015;22(1):16-22.
12. Mtibaa L, Siala E, Bouhlel S, Abda IB, Abdallah RB, Zallega N, et al. Malária importada na Tunísia: avaliação de casos de diagnóstico no Instituto Pasteur de Tunes (2008-2016). Pan Afr Med J. 2017;4(4):34.
13. Tese de doutoramento em medicina. Hela Foudhaili. Avaliação do desempenho do teste Optimal -IT® no diagnóstico da malária importada. Defendida em 27/0/2013
14. Aoun.k, Siala.E, Tchibkere.D, Ben Abdallah.R, Zallega.N, Chahed.MK, Bouratbine.A. Malária importada na Tunísia: consequências sobre o risco de reintrodução da doença.2010 ;70 :33-37.
15. Organização Mundial de Saúde. Relatório Mundial sobre a Malária 2021, Mensagens-chave OMS/UCN/GMP/2021.08.
16. Belhadj S, Menif O, Kaouech E, Anane S, Jeguirim H, Ben Chaabane T, et al. Malária importada na Tunísia: análise de 291 casos diagnosticados no Hospital La Rabta em Tunes (1991-2006). RevFrancoph Lab. Fév2008;2008(399):95-8.
17. Bouchair A. Malária importada em adultos na Tunísia: um estudo de 190 casos [tese: medicina]. Tunis: Faculdade de Medicina de Tunis; 2017.
18. Legros F. Malária importada em França: métodos de vigilância e principais caraterísticas epidemiológicas. Lettre Infect. 2008;13(3):100- 22.
19. Thellier M, Kendjo E, Houzé S, Bras JL, Danis M. Epidemiology of malaria worldwide: real hope for disease control, but new concerns. LettInfectiol. 2012;27(6): 216-21.
20. Kristina M. Angelo, Michael Libman ,EricCaumes , Davidson H. Hamer , Kevin C. Kain , Karin Leder, et al. Malária após viagens internacionais:uma análise Geo Sentinel, 2003-2016. Malar J (2017) 16:293.

21. Chelaifa M, Mtibaa L, Abbes S, Besrour R, Ben aziza A, JemliB. Malária importada na Tunísia: revisão dos casos diagnosticados no Hospital Militar de Tunes (2012-2020). STPI [Online]. 2021. Disponível em URL: https://www.infectiologie.org.tn/uploadEposter/4658.pdf

22. Dahmeni, A. Antimalarial chemoprophylaxis in cases of imported malaria [Dissertação: Medicina de viagem]. Tunis: Faculdade de Medicina de Tunis; 2019.

23. Houzé . Teste de diagnóstico rápido para a malária. Soc. Pathol. Exot. 2017;110:49-54.

24. Chaker.E. Le paludisme : Diagnostic parasitologique.2000 :1-4

25. Ouedraogo. Jb ,Guiguemde.Tr , Gbary .Ar. Estudo comparativo das densidades parasitárias do sangue venoso e capilar durante a malária. 1991 ; 38(8/9) : 601-605.

26. Durieux MF. Diagnóstico biológico da malária. Atual Pharm. Mar 2018;57(574):25-9.

27. De Gentile L, Geneviève F. Malária importada: diagnóstico laboratorial. Revue Française des Laboratoires. Mar 2000;2000(321):25-9.

28. Siala E, Ben Abdallah R, Bouratbine A, Aoun K. Atualização do diagnóstico biológico da malária. RevTun Infect. 2010;4:5-9.

29. Associação Francesa dos Estudantes de Parasitologia e Micologia. Malária [Online]. ANOFEL [citado 6 Jan 2023]. Disponível em URL:https://fr.readkong.com/page/paludisme-association-francaise- des-enseignants-de-6695706.

30. Mace KE. Vigilância da malária - Estados Unidos, 2018. MMWR SurveillSumm [Online]. 2022 [citado 7 Jan 2023];71. Disponível em URL: https://www.cdc.gov/mmwr/volumes/71/ss/ss7108a1.html

31. Moody A. Rapid Diagnostic Tests for Malaria Parasites (Testes de diagnóstico rápido para parasitas da malária). Clin Microbiol Rev. Jan 2002;15(1):66-78.

32. Organização Mundial de Saúde. Testar, tratar, rastrear: aumentar os testes de diagnóstico, o tratamento e a vigilância da malária [Em linha]. Organização Mundial de Saúde; 2012 [citado 8 Jan 2023]. Disponível em URL: https://apps.who.int/iris/handle/10665/337979.
33. Munier A, Diallo A, Sokhna C, Chippaux JP. Avaliação de um teste rápido de diagnóstico da malária em postos de saúde rurais no Senegal. Médecine Tropicale ; 69(5): 496-500, 2009.
34. Berry A, Iriart X, Magnaval JF. Novos métodos de diagnóstico da malária. Rev Francoph Lab. Nov 2009;2009(416):65-70.
35. De Carsalade.GY ,LamKam.R , Lepere .JF, De Brettes .A , Peyramond .D. É possível substituir o teste do esfregaço/gota espessa por um teste de diagnóstico rápido para o diagnóstico da malária? L'expérience de Mayotte.2008; 39(2009) :36-40.
36. Clinton K. Murray, Robert A. Gasser Jr , Alan J. Magill, e R. Scott Miller. Atualização dos testes de diagnóstico rápido da malária.2008 ;21(n°1) : 97-110
37. Baker.J , McCarthy.J, Gatton.M, E Kyle.D, Belizario.V, Luchavez.J,.D, Cheng.Q. Genetic diversity of Plasmodium falciparum histidine-rich protein 2 (PfHRP2) and its effect on the performance of PfHRP2-based rapid diagnostic tests.2005 ;192(5) :870-7.
38. Brenier-Pinchart MP, Pinel C, Grillot R, Ambroise-Thomas P. Diagnosis of malaria in non-endemic regions: value, limitations and complementarity of current methods. Ann Biol Clin (Paris). 9 de junho de 2000;58(3):310-6.
39. Mercier V, Bailly É, Langendonck N, Chevallier E, Bernard L, Desoubeaux G. Truques e abusos dos testes de diagnóstico rápido para o diagnóstico da malária. Ann Biol Clin (Paris). 2020;78(2):174-176
40. ABON Malaria P.f./Pan Rapid Test Device (Whole Blood) [online]. [citado 10 Jan 2023]. Disponível em URL: https://itama.co.id/wp-content/uploads/2021/11/1.-ABON-Malaria-IMA-T402-Brochure.pdf
41. Djoba Siawaya J. Avaliação do SdBioline Malaria ANTIGEN Pf/Pan

(HRP2/pLDH). 2014.

42. Savary P. Conselhos à farmácia para a prevenção da malária em viajantes, situação em 2018. Ciências Farmacêuticas. 2019.

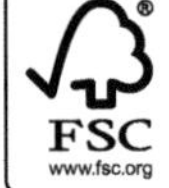
MIX
Papier aus verantwortungsvollen Quellen
Paper from responsible sources
FSC® C105338

Printed by Books on Demand GmbH, Norderstedt / Germany